ADHDとはどんな障害か
―― 正しい理解から始まる支援 ――

最新改訂版

共著 上林 靖子

北 道子　　中田 洋二郎　　藤井 和子　　井澗 知美

少年写真新聞社

改訂にあたって

1998年ADHDが社会的に注目されるようになって以来10年が過ぎました。この間ADHDについての取り組みは、どのように広がってきたでしょうか。振り返ってみますと、まず、関心を持って動き始めたのはADHDをもつ子の親でした。我が子がADHDではないかと心配して親が医療を求めて児童精神科や小児神経科を訪れるようになりました。それに続いて各地で親が動き始め、情報を交換したり、互いに支え合う親の会が結成されてきています。

どこの医療機関でも「ADHDではないか？」と心配して受診する子どもたちが増えました。青年や成人の方も診察、治療を求める人が増えています。しかし、これらの要求に応えられる専門医療機関が足りないなどの声が高まっています。そのほか青少年の犯罪、暴力などの行為の障害が注目されました。

この10年医療の面での最大の進歩はガイドラインが整備されたことと、薬物療法の治験がすすめられ治療薬が承認されたことです。医療ニーズは高まり、専門医療機関の不足は今なおより深刻になっています。

また、ADHDは教育関係者の間に強い関心をよびおこしてきました。実際にクラスで対応が困難で、何とかしたいという先生が声をあげました。学級崩壊などに関連して

改訂にあたって

浮かび上がる事例もありました。保健室に避難してくるADHDをもつ子にへとへとになって助けを求める養護教諭の先生からもSOSの悲鳴を聞くようになりました。先生方が求めていたのは、障害を理解し、適切な指導をするための手がかりでした。

教育界ではかつて、文部科学省は2003年に特別支援教育のあり方についての新たな施策に取り組みはじめました。2007年には学校教育法に位置付けられました。ADHDをもつ子どもの特別の教育ニーズを理解し、支援することがうたわれました。これに伴い教師の関心はさらに高まり、通級指導や教室での支援、指導員が導入されはじめました。今日の問題はこれらの支援教育を具体的に実現する教育技術をもったマンパワーの充実に移っています。

著者らはかつて、国立精神・神経センター 精神保健研究所においてADHDの臨床的研究に取り組んだ仲間です。本書は、診断評価方法・治療のありかたについてこの研究に直接関わってきたスタッフが分担して、先生方や一般の方々に知っておいていただきたいことをまとめたものです。これに先だって私たちは、学校生活の中での支援について、ADHDのための学校を持つUCIの臨床心理学者リンダフィフナーさんの「こうすればうまくゆくADをもつ子の学校生活」（中央法規刊）とUCLAのペアレント・トレーニングの実践家シンシア・ウィッタムさんの「読んで学べるADのためのペ

3

改訂にあたって

「アレント・トレーニング むずかしい子にやさしい子育て」(明石書店)を翻訳し紹介しました。この他にも多くのADHDの書物が出版されました。そうした中で本書を装いも新たに世におくりだすことができることを私たちは誇りに思っています。この間の発展の中でいくつかの点は修正をしました。

最後に、本書を出版にこぎつけるに当たって、辛抱強くご支援くださいました少年写真新聞社松本美枝子氏にこころから謝意を表します。

2009年3月

代表　上林　靖子

目次

第1章 ADHDとはどんな障害か　上林　靖子……9
ADHDとはどんな障害？……10
ADHDの原因は？……13
ADHDはどんな現れをするか……15

第2章 ADHDをもつ子どもの診断のために　北　道子……17
診断のために必要な情報……19

第3章 行動評価と行動評価尺度の利用　中田　洋二郎……27
ADHDの診断基準のポイントと行動評価の意義……28
行動評価尺度の診断における役割……31
行動評価の標準化の意義……33
治療や予防のための行動評価尺度……34
まとめ……36

第4章 ADHDと似た症状をあらわす子ども　北　道子……37

第5章 ADHDをもつ子の併存障害　上林　靖子

- ADHDに併存するのは、どんな障害か……47
- 行動上の問題……48
- 行為の問題……49
- 行為障害はなぜADHDをもつ子に起こりやすいのか……50
- 不安と抑うつ：情緒の障害……51
- ADHDをもつ子どもの不安症状……53
- ADHDをもつ子どもの抑うつ……53
- チック障害、トゥレット障害……54
- ADHDとチック障害、トゥレット障害……55
- 学習障害……56
- その他の障害……57
- 包括的な理解と支援を……58 58

第6章 ADHDの治療　主として医学的治療について　北　道子

- ADHDの治療とその目標……61
- 多面的アプローチを……62
- 医学的治療　主として薬物治療……63
- メチルフェニデート（コンサータ）について……64
- その他の薬物療法……67 65

目次

第7章 ペアレント・トレーニング　　藤井　和子

薬物療法が必要になるとき ……… 68
なぜペアレント・トレーニングが必要か ……… 71
ペアレント・トレーニングの考え方 ……… 72
プログラムの基本 ……… 74
　　　　　　　　　　　　　　　　　　　　　　　75

第8章 子どものSST：社会性を育てるために　　井澗（いたに）知美

ADHDの子どもにとってのソーシャル・スキル ……… 79
獲得したいソーシャル・スキルの具体例 ……… 81
ソーシャル・スキルを使えるようになるために ……… 81
　　　　　　　　　　　　　　　　　　　　　　　82

第9章 ADHDをもつ子どものための教育　　中田　洋二郎

学校全体の障害の理解 ……… 85
教室での環境調整 ……… 87
自尊心を育む取り組み ……… 89
学校と家庭の連携 ……… 91
　　　　　　　　　　　　　　　　　　　　　　　93

目次

終わりに ……………………………………………………………… 96

第10章 地域で支える

ADHDをもつ子の親への理解 ………………………………… 97

地域ってなに？ 親子の孤立をなくす ……………………… 99

藤井 和子 …… 100

第11章 これからの課題

診断と治療のガイドライン作成 ……………………………… 103

薬物療法をめぐって …………………………………………… 104

早期発見早期対応 ……………………………………………… 105

ADHDの診断治療システムの確立 …………………………… 106

ペアレント・トレーニングの普及 …………………………… 106

教育的介入実践の蓄積と体系化 ……………………………… 107

長期経過の研究 ………………………………………………… 108

ゴールを目指して ……………………………………………… 109

上林 靖子 …… 110

第1章

ADHDとは
どんな障害か

上林　靖子

1998年、NHKのクローズアップ現代がADHDを取り上げて以来、我が国でこの障害について社会的関心が急速に高まりました。全国の先生方から、ADHDについてもっと知りたいという要望が寄せられ、各地で研修会がもたれるようになりました。そのような声に押されて私たちは、ADHDの臨床的検討を重ねてきました。本書では、これから11章にわたって、ADHDの診断、行動の評価、併存障害、医学的治療、ペアレント・トレーニング、社会性を育てる、教育、地域ケアなどに順次ふれていきます。これらがADHDをもつ子どもを理解し、支援しようとするみなさまのお役に立てることを願っています。

ADHDとはどんな障害？

ADHDは、年齢にふさわしくないほどの、注意力の欠如、多動、衝動性を特徴とする行動の障害です。これは何らかの脳の生物学的な異常によって引き起こされると考えられています。つまり「神経生物学的障害」です。この障害をもつ子どもにとっては、その行動は、彼らの神経の働きによって生じる自然なふるまいであるというこ

とができます。

ADHDという障害が見すごされ、放置されたままでいるとどういうことになるでしょうか。これらの子どもたちが示す落ち着きのなさや、後先を考えない行動、あるいは気が散りやすく課題を終えられないなどの行動は、周りの大人や仲間の期待に沿わないものです。当然、非難の的になります。いくら注意されても変わりませんから、やる気がない、我慢できないなど指摘されます。保護者はしつけをしなかった、あるいは間違ったと非難されがちです。

それだけではありません。その他にも数々の不利益を被る危険性があります。第一に子どもは、教室での学習や仲間との活動を通じて身につけられるはずのもろもろの機会を失います。実際ADHDをもつ子どもの学力が本来持っている能力と比べると極端に低いことがよくあります。遊んでいても途中でよそに気が散っていっしょに遊びを続けられず、その結果友達が少なく孤立しがちです。

第二に自己評価を損ないます。先に述べたような体験から、ADHDをもつ子どもは、自分には能力がない、人からは好かれない、受け入れられない、人気がないという思いを強くします。こうして自己評価が低くなります。その結果、自尊心を育み損

なうことが、ADHDをもつことの最も有害な影響といわれます。じっくり考えないで、行動したり、言葉にすることが衝突の原因になり、それが学校や近隣での関係を阻害することもあります。一方、ADHDをもつ子どもは、結果的に周りの人々を信頼できなくなり、防衛的にふるまい、反感を抱き、挑発的な姿勢をとったりして社会的な問題となってしまうことすらあるのです。

第四には家庭内にもさまざまな難問が起こります。ADHDをもつ子どもの養育に当たる親にとって、しつけの難しさが、負担を重くします。きょうだい、父親と母親を含め家族内の混乱が次々と起こります。外で生じたもめ事の処理が大きな課題になり、両親が責任を巡って紛糾することもあります。

最後に重要なことは、この行動特徴は長期にわたって続くということです。思春期一時的な問題として軽視することが先に述べたようなリスクを高めるでしょう。このようなリスクを最小限にするために私たちはADHDを理解し、適切に対応するように努める責務をもっていると言えましょう。

ADHDの原因は？

　ADHDの原因は厳密な意味ではまだ解明されてはいません。この10年の間にMRIやスペクトなどという脳の画像診断の技術を駆使して分かってきたことがいくつかあります。アメリカのNIMHの研究者ザメツキンは、1990年ADHDをもつ大人の脳の活動をスペクトを用いて調べ、健常人に比べて活動が低下していることを示しました。これは、ADHDが神経生物学的障害であることを目に見える形で証明した画期的な報告でした。その後、画像技術を用いた研究が積み重ねられ、いくつかの部位、すなわち前頭前皮質、大脳の基底核である尾状核・淡蒼球という神経細胞の集まり、小脳虫部などが、ADHDの子どもでは健常児に比べ10％以上も小さいことが分かってきています。これらの部位は人が注意を集中し、反射的に行動するのを抑え、注意深く慎重に行動するのに大事な役割をしていますので重要な意味を持っていると思われます。

　さらに近年ADHDには遺伝要因が関与していることも明るみになり、研究が進んでいます。ADHDは家族内、血縁者のなかに同じ障害をもっている割合が高いことがこれを裏付けています。ADHDの患者がいるとそのきょうだいにADHDがいる

確率は、一般の子どもに比べ5〜7倍、親がADHDであるときその子どもがADHDの確率は50％と非常に高いという報告があります。双生児の研究をもとに、ADHDの発現に遺伝因子が関与する割合は、約80％と報告されています。妊娠中の異常とか出産時の異常、環境的な要因などをすべて合わせても20％でした。ADHDの多くが、遺伝的な要因によっているということは今日一般的によく知られるようになっています。

この障害に関連する遺伝子は、どんな遺伝子でしょうか。それは神経細胞から次の神経細胞への刺激を伝達する神経伝達物質の働きに関わる遺伝子という見方が有力です。たとえば、そのひとつがドーパミンで、先にふれました前頭前部でこれを受ける側（レセプター）の性質が異なるとか、これをもとの神経の方に取り込むトランスポーターという構造の働きが強すぎてレセプターに届かないなどが考えられています。これはまだしかしなかなか単一の遺伝子が原因として浮かび上がってきていません。仮説ですが、これからの研究が注目されます。

ADHDはどんな現れをするか

不注意と、多動/衝動性がADHDの基本症状です。

不注意は、集中することができず、気が散りやすいことが中心的な症状です。気を散らすものは、周りの音や人の声、人の動きなど外からの刺激のほか、心に浮かんでくる考えや、体に感じる感覚であることもあります。約束を忘れたり、かばんを持って登校するなど毎日のことですら忘れてしまうこともあります。ものごとを順序立ててやることができない。言われていることを聞いていないかのようにみられることもよくあります。

多動は文字通り、動きが多いことです。せわしく動き回る、席についているようになっても、からだの一部をくねくねもじもじ動かしている、手でなにかをいじっている、おしゃべりがすぎる等です。衝動性は結果を考えずに行動に移すことです。外の刺激に即刻行動しますので、他人あるいは自らを危険にさらします。順番を待てないとか、人の活動を妨害したり邪魔になりがちです。質問を終わりまで聞かずに答えてしまうこともよくあります。

ADHDをもつ子どもにとっては、まさにこれらは彼らの意志ではなく障害をもつ脳の働きによって引き起こされている行動です。ADHDをもつ子どもはそれで困っています。だからこそ、この障害を理解し援助することが求められるのです。

第2章

ADHDをもつ子どもの診断のために

北　道子

ADHDをもつ子どもを診断するということは、単にその子どもがADHDに該当するかどうかを決定するだけではありません。診断は、それに加えて、その障害の原因を知り、治療プログラムをつくり、のちにそれが有効であるかどうかを判断する出発点でもあるのです。したがってその成因、症状に影響を与えている要因、現在の症状、重症度などはもちろん、ADHDをもっている子どもの認知能力、学習や社会生活スキルの獲得状況、そのほかその子どもがもっている長所・短所などを含めて総合的な評価を含むものでなくてはなりません。

ADHDであるかどうかを判断することは、不注意、多動、衝動性をあらわす行動上の問題に基づいてなされます。血液検査で障害特有の生物学的マーカーがあるとか、画像所見で障害特有のものがあってそれを基準に診断できるというわけではありません。そのため、次に述べるように多方面からの情報を集めて、総合して診断することになります。

診断のために必要な情報

次頁の図は、私たちが研究所の相談室の実践のなかで組みたてた相談申し込みから総合評価・診断までの流れをあらわしています。予約制の相談体制を持っていましたので、相談申し込みの時点で子どものそれまでの生育歴と行動調査票（CBCL、ADHD−RS家庭版―詳細は第3章参照）を送付し、両親などの保護者に記載してもらい、相談開始までに回収します。このとき、学校や幼稚園・保育園などに通っている子どもの場合には、担任が記載する同様の教師用調査票（TRF、ADHD−RS学校版―詳細は第3章参照）を同時に送付し、担任による記載を依頼します。これらの情報が初回来談時までに手元に揃いますので、その後の診断過程の展開をやりやすくします。

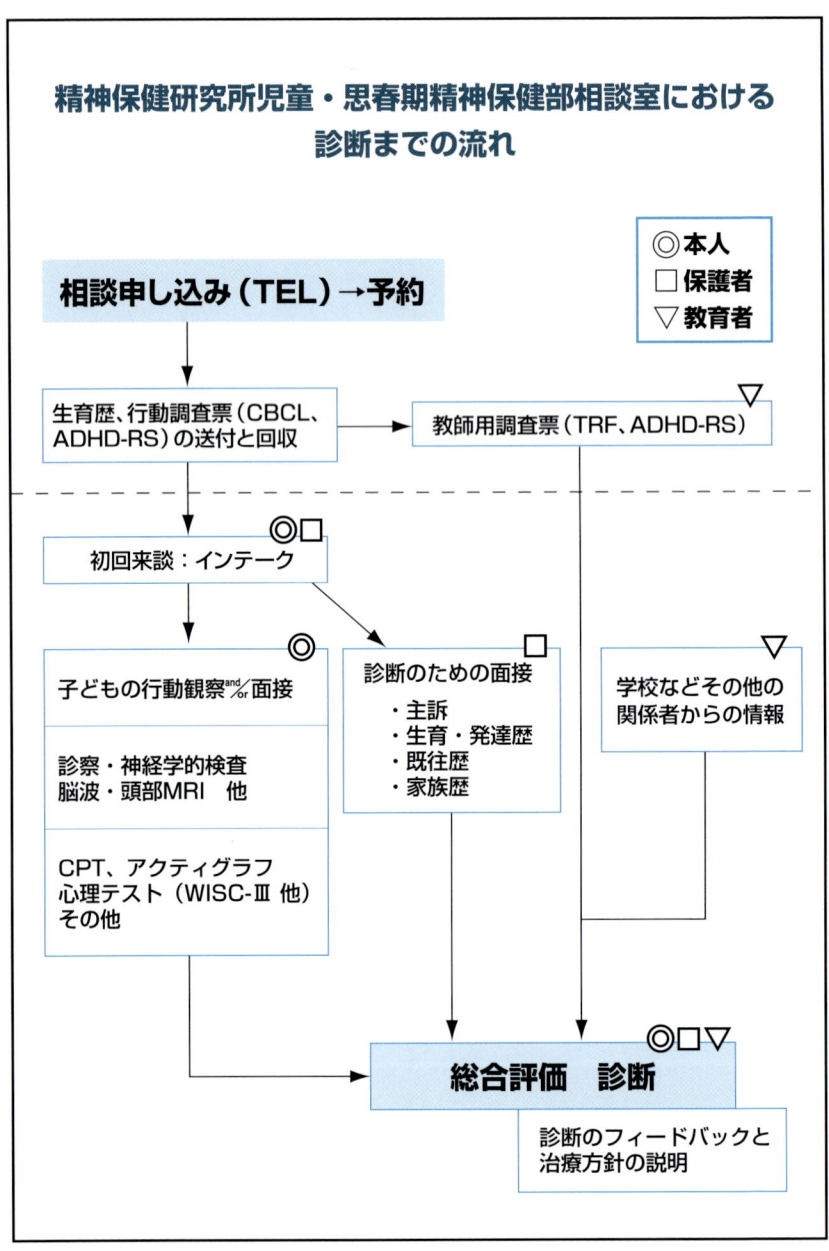

初回の相談は、いわゆる受理面接（インテーク）に当たります。来談に至るまでのことについて、直接子どもと保護者から聞き取ることになります。具体的には、どんなことを心配しているのか、困っているのかを尋ね、これからの相談の方向性を確認します。

□ 保護者からの情報

診断のための面接では、保護者から話を聞くことが主となります。主訴を確かめ、ADHDが疑われる場合には、多動・衝動性・不注意などについて診断基準に掲げられている項目に則して情報を集めます。それらがいつ頃から生じ、どのくらい続いているのかなどを確かめます。同時に生育・発達歴・既往歴・家族歴を聴取するのもここで行われます。学業について、友人関係についても重要な情報です。

▽ 学校などからの情報

行動の問題、勉強や友達づきあいについては、学校や幼稚園の先生など、子どもがすごす各種の場所で接している人々からの情報が役立ちます。教師用調査票からの情報、直接先生からうかがった情報、先生以外の関係者からの情報などです。場面によ

って、相手によって、その行動が変わることも多い子どもたちです。情報源が複数であることが的確な診断に結びつける条件のひとつです。

◎子どもの行動観察・子どもとの面接

一般的に、子どもとの面接、子どもから話を聞くことは診断にとって大切なことです。とくに、小学校高学年以上の年齢になりますと、保護者や周りの大人には見えないことが多くなるからです。しかし、ADHDに関連する日常の行動についての情報を、子どもとの面接だけから十分に得ることは困難です。よって、子どもの態度や行動パターンを直接観察することも診断過程に欠かすことはできません。ただし、診察場面や相談室での面接場面は、目新しい場所で、一人対一人の対応であるなどから多動などの症状が現れないこともありますので、回を重ねて観察することが必要です。これから述べます各種の検査場面での子どもの行動も重要な手がかりを提供してくれます。

◎身体の状態の診察や神経学的検査

例えば、視覚や聴覚の障害がもとで落ち着かない子どもや、甲状腺の病気で多動になる子どもがいます。このように、種々の身体疾患のなかにも類似の症状を起こすも

のがあり、それらを区別することが必要です。これらを除外するために、身体的診察や神経学的検査を行います。てんかんの一部や、まれですが脳腫瘍や脳外傷・脳炎の後遺症などで、衝動性や多動が現れることがあります。これらが疑われる場合、視覚や聴覚の検査も含めて、神経学的検査、脳波、頭部MRIやCTなどを実施し、確かめることになります。これらの所見に加えて、病歴を詳しく聞いて区別すべき疾患について検討することになります。これらは今後の治療方針を決めたり（薬物療法の適応をみるためなど）、予後をある程度見通すためにも、必要なことです。

◎子どもの行動評価と心理テスト

私たちは不注意や多動や衝動性の行動に対する評価を質問紙を用いて行うもの（第3章参照）と、持続作業課題（CPT）や活動量の測定（アクティグラフ）などの客観的な行動測定を利用して行っています。また心理テストの中でも知能検査（WISC─Ⅲ他）は、認知機能に偏りがないか、年齢相応かなどを調べるために欠かせないものです。これらの評価やテストは、診断のために必要なだけでなく子どもの日常生活や教育上の配慮にあたっても、知っておくべき重要な情報です。

これですべてというわけではありませんが、以上のように多方面にわたる情報を集めた上で、診断は総合的になされています。

次頁の表は私たちが日常ADHDの診断に使用しているアメリカ精神医学会の診断基準（DSM−Ⅳ）です。

■注意欠陥／多動性障害
Attention-Deficit/Hyperactivity Disorder

A. (1) か (2) のどちらか:
(1) 以下の**不注意**の症状のうち6つ（またはそれ以上）がすくなくとも6ヵ月以上続いたことがあり、その程度は不適応的で、発達の水準に相応しないもの:

不注意
(a) 学業、仕事、またはその他の活動において、しばしば綿密に注意することができない、または不注意な過ちをおかす。
(b) 課題または遊びの活動で注意を持続することがしばしば困難である。
(c) 直接話しかけられた時にしばしば聞いていないように見える。
(d) しばしば指示に従えず、学業、用事、または職場での義務をやり遂げることができない（反抗的な行動または指示を理解できないためではなく）。
(e) 課題や活動を順序立てることがしばしば困難である。
(f) (学業や宿題のような）精神的努力の持続を要する課題に従事することをしばしば避ける、嫌う、またはいやいや行う。
(g) （例えばおもちゃ、学校の宿題、鉛筆、本、道具など）課題や活動に必要なものをしばしばなくす。
(h) しばしば外からの刺激によって容易に注意をそらされる。
(i) しばしば毎日の活動を忘れてしまう。

(2) 以下の**多動性―衝動性**の症状のうち6つ（またはそれ以上）がすくなくとも6ヶ月以上持続したことがあり、その程度は不適応的で、発達水準に相応しない:

多動性
(a) しばしば手足をそわそわと動かし、またはいすの上でもじもじする。
(b) しばしば教室や、その他、座っていることを要求される状況で席を離れる。
(c) しばしば、不適切な状況で、余計に走り回ったり高い所へ上ったりする（青年または成人では落ち着かない感じの自覚のみに限られるかも知れない）。
(d) しばしば静かに遊んだり余暇活動につくことができない。
(e) しばしば"じっとしていない"またはまるで"エンジンで動かされるように"行動する。
(f) しばしばしゃべりすぎる。

衝動性
(g) しばしば質問が終わる前にだし抜けに答えてしまう。
(h) しばしば順番を待つことが困難である。
(i) しばしば他人を妨害し、邪魔する（例えば、会話やゲームに干渉する）。

B. 多動性―衝動性または不注意の症状のいくつかが7歳未満に存在し、障害を引き起こしている。
C. これらの症状による障害が2つ以上の状況において（例えば、学校［または仕事］と家庭）存在する。
D. 社会的、学業的または職業的機能において、臨床的に著しい障害が存在するという明確な証拠が存在しなければならない。
E. その症状は広汎性発達障害、精神分裂病、またはその他の精神病性障害の経過中にのみ起こるものでなく、他の精神疾患（例えば、気分障害、不安障害、解離性障害、または人格障害）ではうまく説明されない。

病型に基づいてコード番号をつけること:
314.01 注意欠陥／**多動性障害、混合型**：過去6ヶ月間A1とA2の基準をともに満たしている場合。
314.00 注意欠陥／**多動性障害、不注意優勢型**：過去6ヶ月間、基準A1を満たすが基準A2を満たさない場合。
314.01 注意欠陥／**多動性障害、多動性―衝動性優勢型**：過去6ヶ月間、基準A2を満たすが基準1を満たさない場合。

|コード番号をつける上での注意|（特に青年および成人では）現在、基準を完全に満たさない症状をもつものには"部分寛解"として特定しておくべきである。

出典：DSM-Ⅳ精神疾患の診断・統計マニュアル99-100　医学書院

第3章

行動評価と行動評価尺度の利用

中田　洋二郎

これまでの内容から、ADHDは何らかの生物学的な原因による発達障害のひとつであること、診断には医学的検査や診察など総合的な判断が必要なことを理解されたと思います。この章ではADHDという障害を診断し治療や介入の方針をたてる上で、行動評価の果たす役割について述べたいと思います。

ADHDの診断基準のポイントと行動評価の意義

ADHDはDSM—Ⅳの診断基準に従って診断されます。その際、不注意と多動と衝動性の3つの側面に関わる行動特徴が、①その子どもの年齢や発達に比べて顕著に逸脱していること、②それらの特徴が6か月以上続いていること、③その行動が家庭や学校など2つ以上の場所で生じることの3点が、診断にとって重要なポイントとなります。

ところで、発達障害とは発達の遅れや偏りが成長の初期から認められ、これらの基本的な部分は成長しても決して消失することがない状態をいいます。例えば自閉性障害では、人との関わりやコミュニケーションの問題や独特のこだわりが幼児期の初期から顕著に認められ、それらの特徴はどの年齢においても持続します。

ただし、成長とともに障害の特徴がまったく変化しないわけではありません。幼児期に視線が合わず言葉が出なかった子どもが、学童期になって相手の目を見て返事をするなど障害が軽減することはあります。しかし、視線の合いにくさや独特のイントネーションや一方的な話し方などは障害の基本的特徴として残ります。この点から自閉症は情緒の障害ではなく、発達障害のひとつと考えられるのです。この自閉性の障害の特徴は標準の発達と比べると異質であり顕著であるため、発達の異常を見つけ障害を判断するのはそれほど困難ではありません。

ADHDも発達障害のひとつと考えられますが、自閉性の障害に比べると診断が難しい障害です。なぜなら、ADHDの行動特徴は一般の子どもたちにも多かれ少なかれ認められ、自閉症の症状のように発達上それほど異質ではないからです。例えば、2歳の子どもが、車道へ飛び出すとか、レストランで椅子に座っていられないとか、ひとつの遊びにあきてすぐに他の遊びを始めるなどはごく普通に認められます。しかし、これらの行動が3歳や4歳になっても続くとしたらどうでしょうか。このときにはADHDの障害が疑われます。

つまりADHDの診断では、診断基準の①のポイントにあるように、不注意や多動

や衝動性が、子どもの年齢や発達水準と比較して明らかに逸脱しているかどうかを判断しなければなりません。そのためには子どもの日常の行動観察とその結果である行動評価が欠かせません。

子どもの行動がADHDの障害かどうかを判断する理想的な方法は、子どもの発達に習熟した専門家が子どもを観察することでしょう。しかし、実際の診察や面接では子どもの限られた行動しか観察できません。そこに現れたことが日常的なものか、また違う状況や場面でも同じように生じるのかといった判断は、専門家の観察だけでは十分ではありません。そこで、専門家の観察を補うものとして、子どもの行動を日常的に観察できる両親や保育士や幼稚園の教諭や学校の教師からの情報が、ADHDの障害を診断する際に重要になってきます。すなわち周囲の人々による行動評価が、ADHDの診断基準の②、一定期間続いている行動であるかどうか、また③のポイントのその行動が広汎な状況で生じるかどうかを判断するうえでも大切な決め手となります。

行動評価尺度の診断における役割

診断に必要な情報は、専門家がその人々に直接面接することで集めることができません。しかし、実際には必要な情報提供者のすべてに直接会うことはできません。そこで行動評価尺度が大切な役割を果たします。表「ADHD-RS 学校版」（次ページ参照）はDSM-Ⅳの診断基準に準拠して米国で作成された評価尺度です。これは主に学校で担任教師によって評価されます。

この評価尺度を保護者から担任に記入を依頼してもらえば、専門家が教師に直接会わなくても、学校の様子を調べることができます。保護者を通して学校の様子を聞くこともできますが、間接的な情報にはとかくバイアス（思いこみ）がかかりやすいという欠点があります。必要な情報を客観的に得るには、このような行動評価尺度がとても役立ちます。

他にこれと同様の項目からなる家庭版もあります。この2種類のチェックリストを診察や相談を受ける前にあらかじめ郵送し記入してもらうこともできます。そうすれば時間と労力の無駄を省いて効率よく情報が収集できます。

表 ADHD-RS 学校版

	ない、もしくはほとんどない	ときどきある	しばしばある	非常にしばしばある
1. 学校の勉強で、細かいところまで注意を払わなかったり、不注意な間違いをしたりする。	☐0	☐1	☐2	☐3
2. 手足をそわそわ動かしたり、着席していてもじもじしたりする。	☐0	☐1	☐2	☐3
3. 課題や遊びの活動で注意を集中し続けることが難しい。	☐0	☐1	☐2	☐3
4. 授業中や座っているべきときに席を離れてしまう。	☐0	☐1	☐2	☐3
5. 面と向かって話しかけられているのに、聞いていないようにみえる。	☐0	☐1	☐2	☐3
6. きちんとしていなければならないときに、過度に走り回ったりよじ登ったりする。	☐0	☐1	☐2	☐3
7. 指示に従わず、またやるべき仕事を最後までやり遂げない。	☐0	☐1	☐2	☐3
8. 遊びや余暇活動におとなしく参加することが難しい。	☐0	☐1	☐2	☐3
9. 課題や活動を順序だてて行うことが難しい。	☐0	☐1	☐2	☐3
10. じっとしていない、または何かに駆り立てられるように活動する。	☐0	☐1	☐2	☐3
11. 精神的な努力を続けなければならない課題(学校での勉強や宿題など)を避ける。	☐0	☐1	☐2	☐3
12. 過度にしゃべる。	☐0	☐1	☐2	☐3
13. 課題や活動に必要なものをなくしてしまう。	☐0	☐1	☐2	☐3
14. 質問が終わらないうちに出し抜けに答えてしまう。	☐0	☐1	☐2	☐3
15. 気が散りやすい。	☐0	☐1	☐2	☐3
16. 順番を待つのが難しい。	☐0	☐1	☐2	☐3
17. 日々の活動で忘れっぽい。	☐0	☐1	☐2	☐3
18. 他の人がしていることをさえぎったり、邪魔したりする。	☐0	☐1	☐2	☐3

De Paul 他(1998)より引用　山崎　晃資 訳

行動評価の標準化の意義

 評価尺度には効率性の他にもメリットがあります。各質問項目の回答を得点化することによって、子どもの行動に関する情報を数値で評価することができる点です。例えば、表の中の「きちんとしていなければならないときに、過度に走り回ったりよじ登ったりする」という質問項目は、「0．ない　1．ときどきある　2．しばしばある　3．非常にしばしばある」の4件法で回答するようになっています。その項目で0点から3点の幅で得点が得られます。項目の得点を総合するとADHDの症状の程度を総得点で把握することができます。

 また、表の奇数番の項目は不注意に関する項目、偶数番は多動と衝動性に関する項目になっています。それぞれの合計から子どもの不注意や多動・衝動性の程度を別個に判断できます。

 さらに、チェックリストによって評価を得点化することの利点は、行動評価尺度を標準化することができる点です。標準化とは、一般の子どもを対象に行動評価尺度を施行し、その結果から各年齢の平均や偏差や分布という統計的な値をもとめることです。このように、標準化された行動評価尺度は、発達水準から見てその子どもの行動

治療や予防のための行動評価尺度

ADHDの治療には、ADHDの症状を評価するチェックリストの他にもうひとつの行動評価尺度が必要です。なぜ必要なのかというと、子どもの情緒や行動の問題を広汎に把握するための行動評価尺度です。なぜ必要なのかというと、ADHDはさまざまな問題を合わせもつことが多く、深刻な精神的な障害へと発展しやすいからです。例えば、反抗や攻撃などの行動上の問題は反抗挑戦性障害や行為障害に、不安や抑うつ感など情緒的な問題は感情障害や不安障害へと発展する可能性があります。このような障害の合併を予防するためにあるいは早く気づくために、子どもの情緒や行動上の問題を把握し対応する必要があります。

そのために作成された行動評価尺度は多数あります。その中で我が国での標準化がなされているのは、米国のAchenbachらが作成した「子どもの行動チェックリスト（CBCL）」です。それには養育者用のCBCL4－18と教師用のTRFがあります。

この2つのチェックリストには、「行動が年齢より幼すぎる」「よく泣く」「よく言

い争いをする」など、子どもの情緒や行動を具体的に記述した項目が113項目あります。いずれの項目もその子どもと日常接している大人であれば容易に評価できる内容です。また、その項目から、「引きこもり」、「身体的訴え」、「不安・抑うつ」、「社会性の問題」、「思考の問題」、「非行的問題」、「攻撃的行動」の8つの尺度が構成され、さらに、「引きこもり」、「身体的訴え」、「不安・抑うつ」から内向尺度、「非行的問題」、「攻撃的行動」から外向尺度が構成されます。

これらの下位尺度の得点、内向尺度と外向尺度の得点また総得点は、それぞれの子どもの得点が標準から見てどれくらい逸脱しているかを判断するために用います。つまり、個々の子どもの得点を、標準化によって得られた正常域、境界域、臨床域の3つの得点区分に当てはめることによって、問題の深刻度を判断することができます。

また、下位尺度や内向尺度や外向尺度の得点をプロフィール表にあらわして見ることができ、それぞれの子どもの特徴を視覚的に把握することもできます。CBCLとTRFの二つのチェックリストは項目の内容と下位尺度が互いに対応しており、家庭と学校での問題について内容や程度の違いを比較するのに有益です。

第3章 行動評価と行動評価尺度の利用

まとめ

以上の行動評価尺度から得られる結果はADHDの診断を補足すると同時に、治療を進める上で欠かせません。例えば、薬物療法がADHDの診断を補足すると同時に、治療単に親や教師や専門家の印象で判断するだけでなく、治療効果や介入の方法を評価する際に、単に親や教師や専門家の印象で判断するだけでなく、これらの行動評価尺度を用いればその判断をより客観的に適切に行うことができます。さらにADHDの障害にともなって発展すると考えられる問題の可能性を予測し、それが深刻な障害へと発展するのを防ぐために大いに利用する価値があるものです。

〈ADHD−RSの出典とCBCL・TRFと問い合わせ先〉

ADHD−RS

診断・対応のためのADHD評価スケール【DSM準拠】
市川宏伸、田中康雄／監修　明石書店　2008

CBCL・TRFの問い合わせ先

株式会社 スペクトラム出版社
〒120−0006　東京都足立区谷中2−7−13
TEL 03−5682−7169　FAX 03−5682−7157

右記のTELあるいはFAXで、ご連絡頂きますと、申し込み書（リスト）が手に入りますので、それをご利用下さい。

36

第4章

ADHDと似た症状をあらわす子ども

北　道子

落ち着きがない、衝動的な、注意散漫などの行動の問題は、実際のところさまざまな問題を背景に起こる可能性があります。もちろんADHDを背景に落ち着きのなさが現れている場合もありますが、ここではそれ以外の背景が考えられる何人かの例をあげていきたいと思います。

グレーゾーン？ のAくん

Aくん

落ち着きなく行動しており、気が散りやすい子どもですが、それ以外には問題がありません。

気になる落ち着きのなさをもっているので、ADHDの傾向をもっているのかもしれません。しかし、程度がそれほどはなはだしくなく、衝動性や社会性の問題が大きくないので、友人とのトラブルもありませんし、クラスの中での集団行動もほぼ問題なくできています。このAくんのような場合は、必ずしも障害と考える必要はないでしょう。A君のもつ個性として理解し、対応していけばいいと思います。障害と個性の境界のはっきりしないADHDの診断の難しいところでもあります。

聴覚障害を持っているBさん

Bさん

集団の中では行動できず1人で外へ出てしまい、幼稚園の先生の指示にも従えません。明らかな不注意ではありませんが、持ってくるべきものを忘れることはよくあります。また、言葉がはっきりしません。しかし、静かな少人数の子どもたちの中では楽しく遊べます。

彼女は軽度の聴覚障害、特に高音部（人の声の一部に相当する）の聞き取りにくさのある子どもでした。たぶん先生の話の一部はよく聞こえず、どうしていいかわからない不安もあって、落ち着かない行動が現れていたのでしょう。聞こえないため後ろからの人の気配がよくわかりません。集団の中で後ろにも人の居そうな場面では、こわがって外へ行ってしまうのでした。彼女は詳しい行動観察から聴覚障害を疑われ、聴覚検査を受け判明しました。

脳外傷後遺症をもつCくん

Cくん

衝動的な行動が多く、ちょっとしたことで友人に手を出ししょっちゅう大きなトラブルを起こしています。椅子に座っていても常に体のどこかを動かしている様な子です。

彼は4年前に交通事故で脳外傷を受けていました。前頭葉部分の損傷があると考えられています。病歴を詳しく聞くことで疑われ、神経学的検査や頭部のCTやMRIの検査を受けました。多動や衝動性、不注意の症状が起こる可能性のある前頭葉周辺の障害、これが起こりうるのは、脳外傷の他にも脳腫瘍、脳炎、脳血管障害、変性疾患などがあります。慢性のアルコール中毒でも同様の症状が現れることがあります。これらの疾患は慎重な病歴聴取や神経学的検査や頭部CTやMRIや脳波などの検査を行い、その上で診断が必要です。

てんかんをもつDくん

Dくん

学校などでみんなと同じ行動がとりにくい、注意が散漫で、若干の多動がある子どもです。少しぼうっとしたところがあり、一度調べてみようということになったのでした。そして、脳波の検査でてんかんと診断されました。けいれん発作は短い時間のもので、倒れたりはしませんでしたのでわかりにくかったようです。てんかんの中でも小発作や複雑部分発作は、意識を短時間失うだけの発作であるため、けいれん発作であることを気づかれにくいことがあります。患者自身は発作の記憶もなく、さらに発作後数分間は意識が混乱するため、不注意に見えるのです。

必ずあるわけではありませんが、てんかんに多動傾向が併存する場合もあります。多動という行動に注目すると共に、てんかんを見逃さないようにすることが必要です。脳波の検査がこのような場合、診断の手助けとなります。

不適切な養育環境の中のEくん

Eくん

家庭で、衝動的な行動が多く、母親に対して反抗的な態度が目立つ子どもです。しかし、学校では問題になるような行動を先生から指摘されたことはありません。ADHDの複数の場面で症状があるという点に合致しません。家庭の中に彼にそのような行動をとらせてしまう要因がないか、少していねいに話を聞いてみる必要があります。

彼の場合、母親が不安障害で、子どもが親の不安に巻き込まれて情緒不定になりやすい環境にある子どもでした。ですから症状は家庭で主として現れていたのでしょう。環境が劣悪だったり、不適切な養育が原因となって落ち着かないなど行動上の問題が生じることがあります。児童虐待の被害児童が、落ち着きがなく、いらいらしたり、攻撃的であったりするのもその一例です。

学習障害をもつFくん

Fくん

教室の中にはほとんどいない、図工の時間と算数の時間だけは教室にいるがそれ以外は図書室や空き教室に行ってしまい、落ち着きがない子です。

彼は全体的な知能の遅れがあるわけではありませんが、読み書きが極端に苦手な子でした。知能検査などの心理検査で気づかれました。小学校3年で、ひらがなが時間をかけてやっと書ける程度、文章は一文字ずつたどって読み、意味はとれません。国語などの授業は全くわからぬまま過ごしてきたのでしょう。彼のような学習障害がある場合、あるいは軽度の知的な遅れがある場合、実際の年齢に比べると落ち着かない状態になりやすいのです。同年代の子どもの集団についていけないと感じたり、自分で解決できないような難しい課題に直面した彼らは、落ち着かなくなって、教室に居場所をなくしてしまうのです。このような障害があることに気づかれずに、その子にとっての適切な学習環境が用意されていないことが、行動上の問題を起こさせていることもあるのです。

広汎性発達障害のGくん

Gくん

落ち着きのない子で、じっと椅子に座っていたことがありません。片足をあげたり、後ろ向きに座ったりしています。頭はよい子なのですが、話し方が単調で、妙にいつもていねいなその場にそぐわない言い方をします。数字にこだわりがあり、見つけるとどこへでも読みにとんでいきます。

その行動特徴から彼は広汎性発達障害（自閉性障害を含んだその近縁の発達障害）と診断されました。ADHDを心配して来院される子どもたちの中に広汎性発達障害が疑われることが少なくありません。特に自閉症の特徴が軽度で、知的障害がなく、多動や衝動性や不注意が目立つ場合にはADHDとの区別が大変難しいことがあります。

最後に、前述した例以外にもあるADHDに似た症状のいろいろをあげておきましょう。服用している薬による注意散漫（多くの薬剤—抗ヒスタミン剤、鎮静剤など—が注意力、集中力などに影響を与えることが知られています）、低血糖症による多動・衝動性、甲状腺障害による多動や不注意（治療すると治ります）、アトピー性皮膚炎や鼻炎などアレルギー疾患の影響による注意集中困難などなど。診察や病歴の聴取や検査などで区別できることが多いのですが、いろいろなことで多動や衝動性や不注意は起こり得るという意味で注意が必要です。

第5章

ADHDをもつ子の併存障害

上林　靖子

ADHDに併存するのは、どんな障害か

ADHDをもつ子どもの3人に2人は、ADHD以外の精神医学的問題を少なくとも1つ以上もっていることが知られています。併存障害とは、特定の疾患（障害）（この場合はADHDです）と、同時に見られる別の疾患（障害）を言います。ある病気に罹患して、それと関連して起こる別の病気は、合併症あるいは余病と言います。

これに対して併存障害は、ある時点で、他の病気も同時に罹患しているという意味で、2つ以上の病気の間に、特定の因果関係や、順序を問うものではありません。しかし、診断と治療の選択にはこれらを考慮することが重要です。ADHDの併存障害について的確に把握することは、子どもに関わるすべての人にとって欠かせない課題です。

ADHDの子どもに併存する問題をあげるとすると、反抗的態度の問題、行為の問題、強い不安、眠れないとか食欲がなく元気がない、不登校、いじめの被害、学習困難、夜尿、チックなどなど長いリストができ、結果的には子どもの精神障害の診断リストすべてが必要であるとも言われます。ADHDの子どもはあらゆる精神的問題を同時に表す可能性があると言えます。それでも、ADHDの子どもに比較的よく見られる障害があります。この章では、これらを中心に、その発現、発見、診断、治療に

行動上の問題

反抗的行動を特徴とする反抗挑戦性障害はADHDの併存障害のなかで、最もよくみられます。ADHDの子どもの反抗的な行動様式は、多くの場合、次のような背景を持っています。ADHDの子どもはまわりの大人の期待に応えてふるまうことができません。繰り返し失敗します。大人たちは子どもが逆らって、素直に言うことを聞かないとみなします。子どもは非難され、叱られます。それでも不従順は繰り返されます。その子どもがADHDをもっていて、指示に従ってふるまう能力を持ち合わせていない現実はなかなか理解されがたいのです。子どもは欲求不満を抱き、大人との対立を強め、報復へと駆り立てられます。この反抗の矛先は、子どもに無理な要求をする親や教師、大人に向けられます。こうした悪循環の結果として、反抗と挑発的な行動様式が強まってゆくことは容易に理解できることです。

ADHDの子どもは、大人に対してすぐに口答えをし、かんしゃくを起こし、いらいらし、怒り出します。自分の失敗を他人のせいにしたり、わざといらだたせるよう

なことをします。ルールは守らないのに、人の失敗には激しい怒りをむけます。これらが、ADHDの子どもの反抗的行動の特徴です。

ADHDの子どもの60％にこの障害がみられるといわれています。先にも触れたとおり、これらはADHDの子どもの、生まれながらもち合わせているのではありません。生育歴を調べると、多動がみられる以前から反抗的であったというような子どもはないことからもこれは裏付けられます。障害についての無理解と、子どもの拙いセルフコントロールが影響しあって形成されるのです。

行為の問題

以下のような行動の問題になると、事態はもっと深刻です。棒きれや刃物を使って危害を加える、人や生き物への残虐な暴力。強盗、ひったくり、強奪。故意に他人のものを壊す、放火する、などの所有物の破壊。虚言、窃盗、重大な規則違反（夜間の外出、外泊、怠学）。このような人の基本的人権を侵害する、あるいは社会的規則を無視する行為を繰り返すことを、行為障害といいます。

行為障害がADHDの子どもにみられることが少なくありません。彼らの悪意のな

い衝動的行動が、盗み、嘘、けんかにつながりがちです。大人からは、わざとやっているようにみられてしまうかもしれません。これに対して彼らは、悪意をもって繰り返すという悪循環となるのです。反抗的な行動の問題の一部が発展し、重症化して行為障害になるというのが一般的な見方です。

行為障害はなぜADHDをもつ子に起こりやすいのか

これらの行動障害は、なぜADHDをもつ子に起こりやすいのでしょうか。これまでの報告からはいくつかの関連要因が浮かびあがっています。第1には、ADHDの重症度です。重いほどこれらの行動の障害を併せもつ傾向が認められています。第2は、家族内に難問を抱えていて、家族のストレスが高いことも関連があるようです。両親間の不和、親自身のコントロール能力の問題が注目されます。第3は、学習障害をもっているとか、言語面の能力、コミュニケーション能力が乏しいなどです。一方、行動上の問題を伴うか否かは、妊娠中の異常、出生時の異常、さらには脳波や画像検査での異常、細かい運動の調節などの神経学的所見などと関連が認められておりません。したがって、これら行動の障害には主として子どもを取り巻く心理的社会的環境

の条件が深く関与しているとみなされます。

また学級崩壊や校内の暴力などの問題にADHDをもつ子が関与しているとの指摘がなされることがあります。たしかに彼らは攻撃的、衝動的に反応する傾向をもっています。しかし、学級崩壊のようなクラス集団が秩序を失ってしまうような状況は、ADHDそのものの関与の度合いはそれほど大きくないと筆者は考えています。ADHDをもつ子どもは先生の指示にうまく従えないことは確かです。しかしそれは、注意力に欠陥があったり、じっとしていられないで、衝動的に反応するなどのADHDそのものに起因するのです。先生に反抗したり、先生の怒りを引き起こそうというような挑発的な意図は本来はみられません。関与しているとしたら、これらの子どもたちが示す行動を巡って、大人との間に否定的な関係が生まれている結果です。あるいは学級での活動に不満を感じている他の児童・生徒がADHDをもつ子を巻き込んでクラスを混乱させる行動をとっていると考えることができるでしょう。ADHDをもつ子どもはいわば引き金としての役割でしかありません。引き金はたまたまADHDをもつ子の行動であって、ほかの要因が学級崩壊にははたらいているはずです。

不安と抑うつ：情緒の障害

ADHDをもつ子どもの不安症状

子どもは、自分を守ってくれる親を離れなければならないとき、見知らぬ人の中で立ち向かわねばならない困難、なにか得たいの知れない脅威に晒されるとき、不安を覚えます。そのために落ち着かなくなったり、気持ちが悪い、おなかが痛い、頭が痛いなど身体的な不調を訴えることもあります。ときには、手が汚れてはいないか、緊張してこちこちになって、洋服をひっぱったり、手足をぶらぶらさせるなどすることがあります。身だしなみはなど気になってしまうこともあるでしょう。

このような不安状態は、一見するとADHDの行動特徴とは相容れないかに思われます。しかし決してそうではありません。4人に1人のADHDの子どもに不安性の障害がみられるとの報告があります。

ADHDをもつ子どもは、しばしば場面にふさわしくない行動をとってしまいがちです。先生の話を終わりまで聞かないで答えてしまう。遊びのルールをまもれない。

ちょっとした行動が全く予期しないような悪い結果をもたらしてしまいます。これらの結果、先生からはしかられ、仲間からも疎外されがちです。学齢期になって、不安症状のために学校生活を続けることが困難になってしまっている子どもたちが少なくありません。上述のような失敗を重ねるなかで、学校へ行くとまた悪いことが起こるのではないかと感じるようになり、登校時に不安を示し、登校を渋ります。しかし実際に教室に入ると、一転して、ADHDの行動特徴が表面化してしまいますので、先生や仲間からは不安を受けとめてもらいにくく、解決を難しくしてしまいがちです。

ADHDをもつ子どもの抑うつ

ADHDをもつ子どもは、自らの多動性、衝動性、注意力の欠如がもたらす結果にがっかりし、うろたえる経験を繰り返しています。そのうちに、身の回りで何が起こるかコントロールのできない無力感と自己評価の低下をもたらし、抑うつ状態となりがちです。学校、家庭、職場、その他それぞれの場での失敗が積み重なる中で、うつ病の危険性は高くなっていきます。米国の報告では、ADHDをもつ人では生涯において70％がうつ病のために治療を受けているとされています。

うつ病は子どもにもめずらしいものではありません。しかも、いらいらする、集中力が低下するなどはうつ病とADHDの両者ともに共通する症状であるために、本来のADHDのあらわれと見なすか、抑うつの症状と捉えるかは、慎重に見極めなければなりません。悲哀感、絶望、希死念慮など子どもたちの示すうつ病の徴候には特に注意を向けることが大切でしょう。専門家による評価をうけることが大変重要です。

ADHDと抑うつを併存しているとき、治療をどう進めるべきでしょうか。基本的に必要とされるのは、ADHD治療と自己評価を損なう結果となっている要因を調整することです。どちらが先か薬物療法か心理社会的治療かなどはそのときの症状により選択されます。両者の薬物が同時に処方されることもあります。ADHDの治療者にはADHDだけでなく、情緒の障害の治療についても習熟していることが求められましょう。

チック障害、トゥレット障害

チック症状が落ち着きのない、騒々しい行動と見なされていることがよくあります。そもそもチックとは、無目的に反復する不随意の動き・音声と定義されます。まばた

き、口を開ける、鼻をすする、咳払いなどがよく見られるチックです。単純なチックは一時的にみられるだけのこともありますし、間歇的に繰り返すこともあります。一方、トゥレット障害は運動性と音声性のチックとを示す複合したチック障害です。顔をしかめる、あたまを振る、肩をすくめるなど複雑な動きや、咳払い、げっぷ、卑猥なことを言う、複雑な音声を発するなどがよくある症状です。

ADHDとチック障害、トゥレット障害

子どもでは、単一のチックとADHDを同時にもっていることは少なくありません。チックは、約20％の子どもに見られるものです。ADHDをもつ子どもに見られることや、治療中にチックがはじめてみられる場合もありますが、単に同時に起こったもので、因果関係はないとみなされています。一方、ADHDをもつ子どもがトゥレット障害をもつ割合は7％で一般の子どもより高い出現率です。トゥレット障害の子ども の60％はADHDをもつという報告もあり、両者の関連に関心が持たれています。

それでは、ADHDとチック障害を併せもつ子どもの場合、どちらの治療から始めるべきでしょうか。単一チックの場合、どちらが子どもの学業や社会的生活への支障

となっているかを考慮します。多くのケースでは、まずADHDの治療から始めます。子どもにとってADHDの方が影響が大きく、確実な治療効果が期待される場合です。もちろん逆のこともあります。

トゥレット障害とADHDが併存するケースは、どちらの治療を先行させるかは難しい問題です。多くの場合、両者の症状ともに日常の活動に強い影響があるからです。また、ADHDの薬物療法が有効であっても、一方ではチック症状を増悪させるおそれがあります。トゥレット障害の治療を先行するべきであり、このような場合に中枢刺激剤は用いるべきでないという考えもあります。

学習障害

ADHDをもつ子どものおよそ20〜30％に学習障害がみられます。これは読む・書く・計算する、推論するなどなど学習に関連する特殊な能力の障害です。学校での学習にさまざまな支障となって気づかれるものです。ADHDの子どもでは、課題に集中できない、よく考えないで思いつきで取り組み失敗する、ちょっと行き詰まると投げ出してしまう、教室にいられず授業に参加しないなどにより学習が困難になりがち

その他の障害

その他には、夜尿、遺糞、睡眠の障害などもこれらの子どもにはよく見られます。これらは、一般に神経機能の成熟に関連する問題であり、ADHDとは独立していますが、脳の働き・成熟ということでは共通の側面をもっているものです。

包括的な理解と支援を

ADHDの臨床は、これらの広範な障害を視野に入れて取り組まなければならないと言えます。子どもの発達と行動・情緒の問題全般を含みます。行動上の問題や情緒の問題はADHDをもつ子との関連は、それぞれに異なります。併存障害とADHDをもつ子どもと関係者の間の心理的な葛藤から生じていると考えられることの多いものです。

です。学習障害をもつ子どもは、それに加えて各種の学習に必要な能力を欠くためにいっそう学習に困難を来しています。多動・衝動性・不注意に対する教育的な支援に加えて、学習障害を併せもっている場合には、その欠陥を補う何らかの方法を使って学習することができるように援助が必要になります。

この場合は2次的障害とみなされます。学習障害やチックなどはADHDをもつ子どもが併せもっていることの多い問題です。複数の問題をもっていると、より前景に立つものに目を奪われ、その他が見落とされがちです。そしてそれがまた新たなリスクをもたらします。

私たちは、日常の臨床に、ADHDに焦点を当てた行動評価尺度とCBCLという行動と情緒の問題全般にわたる評価尺度を用いているのもこの目的のためです。ADHDへの対応は、単に薬物療法だけではなく、心理的な支援が必要であり、家族や学校との共同が欠かせないことは、併存障害という視点からも強く心にとめるべきでありましょう。

第6章

ADHDの治療
主として医学的治療について

北　道子

ADHDの治療とその目標

診断評価を通じて、私たちはADHDの症状としての多動、衝動性、不注意がどのように子どもの日常生活を困難にしているかを知ることができます。同時にその子どもが、もっている長所・短所、特に能力、感性、興味についても知っていなければ適切な治療を開始できません。子どもに関わる大人、両親と教師が、これらのことについて共通した理解をもち協力して治療を開始できることが望まれます。

ADHDの治療の目標は、子ども自身が、自分は能力があり、人の役に立てる、人に尊重される価値があるという感覚を育てることです。自尊心を育てることと言い換えることができます。ADHDをもつ子どももその行動の特徴のために、失敗したり、仲間から受け入れられなかったり、一般の子どもなら当然できる体験をし損ないそのために自分はだめだと思ってしまいがちです。自己評価を損なうことが、ADHDをもつことによる最大の有害な影響です。したがって、治療目標は、ADHDをもつことによるこうした影響をできるだけ少なくするようにすることなのです。ADHDという特徴は、長い間もち続けるものとなりますが、それによる有害な影響を最小にするための取り組みが治療です。

多面的アプローチを

これらの目標を達成するための治療的取り組みは、大きく分けて次の4つがあります。

1. 医学的な治療、主として薬物療法
これについてこの章でとりあげます。

2. 親への支援：ペアレント・トレーニング
ペアレント・トレーニングは、親がADHDを理解し、子どもの環境を整え、手助けをする方法を身につけるためのものです。

3. ソーシャル・スキル・トレーニング
ADHDをもつ子どもに欠けていることが多い社会生活に必要なスキルを身につけられるよう応援します。

4. 教育的介入
学校生活をおくりやすくするためのアプローチです。学校でもさまざまな配慮が必要になります。

その他、子どもはうまくやれないことで、自信をなくしたり、不安になったり、怒りを抑えきれなくなっていたりするなど、2次的な問題を抱えていることが少なくあ

第6章　ADHDの治療　主として医学的治療について

りません。これらの子どもには心理療法やカウンセリングが必要です。

これらの治療のどれがどの程度必要であるかは、障害の重症度や実際の生活上の困難さなどにより異なります。どれをとってもこれだけで十分と言うことはありません。これらを組み合わせて多面的にアプローチすることがのぞまれます。

医学的治療　主として薬物治療

現在、ADHDの医学的治療の主なものは薬物療法です。これまでに医学的に有効性が報告され、よく使われている薬を下表に示します。

①中枢神経刺激剤	メチルフェニデート（商品名コンサータ） ベタナミン　　　　　（商品名ペモリン）
②抗うつ剤	イミプラミン　　　（商品名トフラニール） クロミプラミン　　（商品名アナフラニール）など
③抗けいれん薬	カルバマゼピン　　（商品名テグレトール） バルプロ酸　　　　（商品名デパケン）など
④抗精神病薬	リスペリドン、ハロペリドール、 レボメプロマジンなど

メチルフェニデート（コンサータ）について

一般に最初に使用されるのは中枢神経刺激剤（商品名コンサータ）です。多動や衝動性や不注意を抑える効果が高く、ADHDといっしょにもっていることの多い攻撃的、反抗的な行動にも効果が認められることが少なくありません。コンサータの有効性に関しては多くの報告がありますが、60〜80％とおおむね高いものです。全般的に約1／3でかなり有効、1／3でやや有効、残りがあまり効果がないと言われています。

コンサータを使うことで、授業を聞いているようになった、ノートをとるようになった、課題に取り組めるようになったなど学習の機会が増え、結果的に学業成績が改善します。乱暴な行動や物を壊してしまうなど破壊的行動が減りますと、その結果友達からも受け入れられるようになり、本人の自己イメージもよくなります。

コンサータは内服薬ですので、服用してから行動に対して効果を発揮するのは、服薬後20分〜30分ぐらいからです。効果の持続は十二時間ぐらいです。薬の効果がなくなると、当然ですが症状の行動がいつものように始まります。

それでもこの薬が有効なのは、薬の効果がある間に、先程ふれたような家庭での生活・学校生活・仲間との関係などで、子どもにとって好ましい経験ができるからです。

こうして体験して習得したこと、あるいは味わった様々な思いは消えてしまうわけではないからです。

この薬はどのくらいの量で効果があるかというのは年齢・体重などで一律に定めることができません。どの量が最適であるかを決めるためには、少ない量から試してみます。十分な効果が得られるまで増量し、最適の状態をもたらす量を決めます。

この薬の効果判定は、日常の行動の観察に基づいて行います。したがって親や先生の注意深い観察が必要です。薬の効果がある時間帯の行動に注目して判断することが求められます。もちろん次に述べる副作用についても観察します。通常は学校生活をやりやすくするために投与しますので、学校で先生方に協力していただいてはじめて効果について判断できるといっても過言ではありません。

どのような薬にでも副作用があります。コンサータの副作用としては、しばしば見られるのは食欲減退と不眠です。食欲減退は薬の効果が現れている時間にみられる副作用です。薬が効いていない時間になると消えて、食欲はもどります。不眠は寝つきにくくなることです。これもやはり、薬の効いている時間に関係します。これらが極端で、子どもの成長や生活に支障となるようでしたら、服薬する時間を工夫したり、

服用量を調整することが必要になります。

そのほか、腹痛・頭痛などの痛み、チックが現れることがあります。チックは、たいていもともともっているものが顕在化するものです。本人や家族に重症のチックの既往がある場合は、原則的にはコンサータを使用しません。それでもなお、コンサータの使用を考えた方がよい場合、少なめの服用量で、リスクと利益を天秤にかけ、慎重に検討して決めています。

しばしば経験する副作用のひとつにリバウンドといわれるものがあります。これは、薬の効果が切れたときに、一時的に多動・衝動性・不注意などの症状が服薬前以上に強くなることです。これは服用量を減らすことで改善することがあります。改善しない場合、その子どもに合わせた対応策を検討します。

その他の薬物療法

抗うつ剤は、一般には中枢神経刺激剤が効果のなかった場合、またはけいれんがあるなどで使えない子どもに次の候補として使われます。不安や抑うつ症状を合わせもっている子どもの場合にも使いやすい薬物です。

抗けいれん薬は、脳波異常を伴う衝動性の高い子どもにまず使われることの多い薬

です。カルバマゼピンやバルプロ酸がよく使われます。衝動性が強く統制が困難な子どもによく使われるのは、抗精神病薬で、リスペリドン、ハロペリドール、レボメプロマジンなどが使われます。

ADHDだけではなく、行動の障害、抑うつ状態、不安性障害・強迫性障害など他の問題も併存している場合には、他の問題に対する薬も合わせて処方されることがあります。

薬物療法が必要になるとき

それではどんな時薬物療法が必要となるのでしょうか。ADHDという診断がそのまま薬物療法につながるわけではありません。発達、認知能力、家庭や学校での生活での機能状態を含めた総合的な評価をもとに、治療方針を決めます。

一般には次のような基準で薬物療法を選択します。

① 日常生活が著しく困難なほど障害が重症であるとき
② 薬物療法以外の治療法（教育的介入や家族へのアプローチなど）だけでは期待する効果が得られなかった場合。

具体的には、自分を傷つけたり、他人を傷つける、物を壊してしまうなどの危険が

ある場合、情緒面や学業面で大きく失敗する危険性が高い場合などです。

薬物療法はこのように有効ですが、これを唯一の治療にするのは好ましくありません。薬は症状をコントロールし、つきあいやすくしてくれますが、障害そのものをなくすことができるわけではないのです。薬物療法の最大の恩恵は、薬で症状をコントロールしている間に、心理教育的アプローチや教育プログラムの効果を上げる作用にあるのです。このように、他の治療法と組み合わせて実施することで、子どもと親や教師との良い関係、良い循環を作り、その効果を長期に持続させることができるのだと思います。こうして本当の意味での治療目標、すなわち自尊心を育てることができるのです。

第7章

ペアレント・トレーニング

藤井　和子

なぜペアレント・トレーニングが必要か

　ADHDという障害をもつ子どもたちについては、これまでの6つの章でおおむねお分かりのことと思います。繰り返しになるかと思いますが、ADHDという障害をもつ子どもたちは、落ち着きがない（多動性）、気が散りやすい（不注意）、考えずに行動してしまう（衝動性）といった点が言われています。これらの行動特徴によって、彼らはさまざまなトラブルのもととみなされ、本人にとっては失敗の連続になってしまいます。この障害は外見上では全く分かりませんのでなかなか理解されにくい子どもたちでもあります。彼らの最も深刻、かつ有害な影響は、自尊心を低下させることなのです。また、親は先生や他の親たちから苦情が絶えず、しつけができない親、愛情不足などと非難されてしまうのです。親は一生懸命に何とかしようとして叱責や罰になります。そうする親に子どもは反抗する、一層の叱責と罰→子どもの反抗のエスカレート、といった悪循環になります（図1参照）。親もまた自分に自信をなくし、自己評価を低下させてしまいます。こうした、親子の間で展開される悪循環を断つ手だてが必要です。そのひとつの方法がペアレント・トレーニングなのです。つまり、親と子のよい関係をつくる効果的な対処法を手に入れるためのものなのです。

図1　ADHDをもつ子をめぐる悪循環

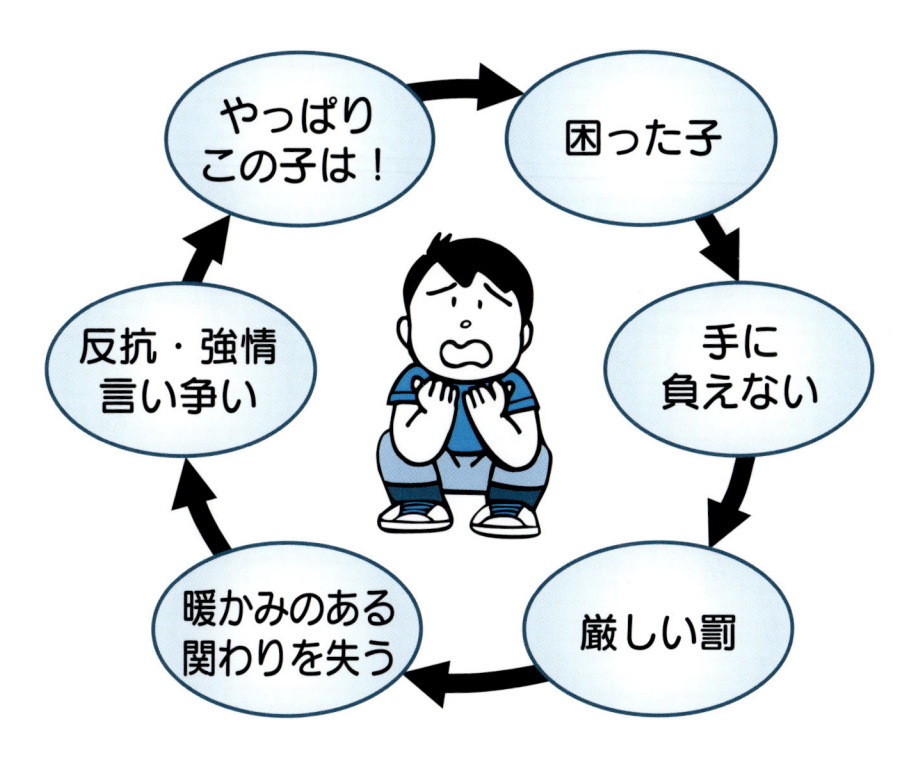

- やっぱりこの子は！
- 困った子
- 手に負えない
- 厳しい罰
- 暖かみのある関わりを失う
- 反抗・強情　言い争い

ペアレント・トレーニングの考え方

家庭生活がよりスムーズに営まれることが子どもの健やかな心身の発達に重要なことは言うまでもなく、誰しもが望むところです。では、どうしたら、少しでもうまくいくのでしょうか。私たちは長い間米国で使われているペアレント・トレーニングプログラムを取り入れ、日本の家族に馴染みやすいように修正してきました。こうして私たちが開発したプログラムを紹介したいと思います。

このプログラムによって不注意や落ち着きのなさや衝動性そのものが治るものではありません。子どもがより適切な行動がとれるようになるために、親が子どもに対応する方法を身につけることが目的です。

この子がよい子か悪い子かではなく、この子の行動（やり方）が適切か、あるいは間違った行動か、を親が整理し対応をすることで、よい行動を増すのに役立つのです。親が子どもも自分も上手に行動をマネージメントできるようになることで、子どもの自己評価の低下を予防し、親の自己有効感を高めるものなのです。

そして子ども自身が注意する気持ちや努力しようとする意欲を引き出すためのものなのです。

プログラムの基本

いくつかの考え方のポイントを記します。

このプログラムは行動療法の理論を基にした行動修正に中心を置く考え方にのっとっています。従ってここで使われる「行動」とは見える、聞ける、数えられるものといった具体的な行動を指します。

＊子どもの行動を分類してみる

子どもの行動をあなたにとって①増やしたい（好ましい）行動か、②減らしたい（好ましくない）行動か、③許し難い（してはいけない）行動か、の３つに分類してみること。３種類の行動にはそれぞれ対処の仕方を変えること。これをする事により親が冷静にかつ一貫性を保つことができるようになります。

＊子どもの行動に肯定的な注目を与える

子どもは誰よりも多くまた誰からも注目して欲しいのです。とりわけADHDの子

行動の分類と対応

行動の分類	行動への対応
増やしたい行動 例：現在できている好きな行動・歯磨きする・着替えをする・ありがとうが言える等。	**肯定的注目・行動をほめる** 好ましい行動をしているとき、始めようとしたときすかさずほめる。25％でほめる。どの行動をほめているか子どもにはっきり分かるように。
減らしたい行動 例：わめく・騒ぐ・ぐずる・待てない・話しに割り込む・指示にすぐに従わない・へりくつを言う等。	**「無視→待って→ほめる」の組み合わせ** 減らしたい行動には注目をそらす＝行動を無視する→しばらく待つ→その行動を止めたらすかさずほめる。無視のしっぱなしはしない。無視はほめるチャンスを待つための方法。
許し難い行動 例：自分や他者への暴力・暴言を吐く・ものを壊す・危険な行動。	**警告と制限と罰（ペナルティ）** 断固とした・真剣な態度で止めさせる。 行動の結果としての罰＝責任をとること。 親が実行可能なペナルティを与える（好きなテレビを10分減らす・その夜は本を読んであげないなど）。計画している家族旅行を止めるといった大きな楽しみや先のことは取り上げない。

どもたちは否定的（マイナス）な注目をされることが多いので、その分肯定的な注目が必要なのです。子どもはほめられることはもちろん嬉しいことですが、それ以上に自分のことをちゃんと見ていてくれていると感じることがもっとうれしいのです。

子どもの行動をほめるやり方も、「いい子ね、優しいね、がんばったね」といった抽象的なほめ方ではなく、「このやり方はステキだね、いいねえ」など、行動そのものをほめることが大切なのです。子どもは"こうすればうまくいく""こうすればいいのか"と望ましい行動を増やしていけるようになるのです。それにつれて好ましくない行動が減っていきます。ですから上手にほめるスキルを身につけることが最優先課題といえます。しっかり肯定的注目が身についていないと次のステップの無視とほめるの組合わせや罰（ペナルティ）を与えなくてはならないときに罰の効果もなくなるのです。こうした考え方をもとに研究所で作成し、実際に行っているペアレント・グループ・トレーニングのプログラムを紹介します（次ページ参照）。

私たちは、子どもの発達に関わる相談臨床の場でこうした親への援助がなされることを願っています。経験的にはこの考え方、方法は個別にも有効ですが、グループで行う方が親同士のつながりや、互いのやり方を知り、拡がり、励みになってより効果があるように思います。

「豆の木ぐるうぷ」プログラム

第1回　グループの目的・オリエンテーション
第2回　子どもの行動を3種類に整理しよう
　　　　お母さんが好きな行動（増やしたい行動）
　　　　お母さんが嫌いな行動（減らしたい行動）
　　　　許しがたい行動（してはいけない行動）
第3回　肯定的な注目を与えよう…
第4回　肯定的な注目・スペシャルタイム
　　　　して欲しくない行動を減らす
　　　　（その1）ほめることと無視の組み合わせ
　　　　　　　　［無視—待つ—ほめる］
第5回　して欲しくない行動を減らす
　　　　（その2）無視のポイント（行動を無視する）
　　　　　　　　［待つ］
第6回　子どもの協力を増やす方法（その1）
　　　　指示の出し方　［CCQ・選択・予告］
　　　　　　　　　　　［〜したら〜できる］

第7回　子どもの協力を増やす方法（その2）
　　　　　［○○したら○○できる］
　　　　よりよい行動のチャート
第8回　警告・制限・罰（ペナルティ）の与え方
第9回　学校との連携
第10回　これまでのふりかえり

　このプログラムは毎回課題を示して、何を目的にしているかを説明します。ロールプレイをして家庭に戻って実行しやすいように練習をします。そして次回までに宿題としてやってみて頂きます。その結果をグループで検討し、共有するという方法で行います。
　プログラムは上のようになっています。プログラムは順序に従ってステップ・バイ・ステップで進めます。

第8章

子どものSST：社会性を育てるために

井澗　知美

ADHDをもつ子どもの困難さのひとつに社会性の問題があります。なかでも友だち関係でのトラブルを抱えている子どもが多くみられます。かっとしやすくすぐ手がでてしまい乱暴な子と思われていたり、不注意のために話がわからなくなり会話が続かなかったりします。また、自分のことばかり主張するのでわがままと思われていたりします。こういう失敗を繰り返すと、友だちは遠ざかってしまい孤立してしまいがちです。ほんとうは友だちと一緒に遊びたいのにうまくいきません。自分は誰からも好かれない、友だちとうまくやれないという経験が積み重なり、自己評価が下がることで、引きこもりや非行などの問題行動につながっていくこともあります。

こういった二次的な問題を防ぐためにも、子どもの社会性を育てるための工夫が必要です。SST（Social Skills Training）とは社会のルールやマナーといった社会的スキルを身につけるための、行動療法の考え方を基にした訓練プログラムです。

ADHDの子どもにとってのソーシャル・スキル

ソーシャル・スキルには年齢や状況に応じてさまざまなスキルを含みますが、本章では子どものソーシャル・スキル、なかでも対人関係に関わるものを取り上げたいと思います。具体的には、いい友だちをつくること、いい友だち関係を維持することです。

獲得したいソーシャル・スキルの具体例

ADHDの子どもにとって問題となるスキルには共通点があります。米国のカリフォルニア大学アーバイン校（UCI）では取り組むべきスキルとして、次の4つをあげています。

① **適切な自己主張**（assertion）：適切な方法で自分の要求を伝えること。声のトーンや大きさを適切にし、表情や姿勢をリラックスさせ、気持ちを落ち着けるなど具体的に学びます。

② **無視すること**（ignoring）：からかったり挑発してくる子どもがいたときにそれを無視すること。無視していることを示すために、やっている課題を続ける、視線を合わせない、表情や姿勢を穏やかに保つ、その場所から離れるなどを学びます。

③ 問題解決の方法（problem solving）：表1に示す5つのステップを学びます。少なくとも3つの選択肢を考え、そのうちのひとつを選び、実行し、有効であったかどうかを振り返ります。

④ 受け入れること（accepting）：やりたくないことやつまらないことがあっても、ルールに従い、仲間とうまくやっていくこと。これはスポーツマンシップの一つです。ルールを守り、仲間と続けます。たとえば、ゲームで負けそうになって嫌な気持ちになっても続けることです。ルールをほめる、勝ち負けよりも一緒にやれたことを共有する、などのスキルも学びます。「OK」「だいじょうぶ」と口に出す、他の仲間のいいプレイをほめる、勝ち負けよりも一緒にやれたことを共有する、などのスキルも学びます。

ソーシャル・スキルを使えるようになるために

ADHDをもつ子どもにとってスキルを学ぶことは難しいことではありません。苦労するのは日常生活のなかでそのスキルをいかに使えるようになるかです。カリフォルニア大学ロサンゼルス校（UCLA）には、引っ込み思案だったり、乱暴だったりして、友だち関係がうまく作れない子どもたちのための「フレンドシップ・プログラム」があります（全12回）。1回のセッションは約1時間で、講義と実

82

表1　UCI-CDCの問題解決ステップ

1● 問題は何だろうか？
2● 解決法としてどんな選択肢があるだろうか？
3● そのなかから危険の少ない選択肢を一つ選ぼう。
4● それを実行しよう。
5● それはうまくいっただろうか？　もしうまくいったなら、自分を誉めよう。もしうまくいかなかったら、3番にもどろう。

践からなっています。講義では、「今日のスキル」を学びます。簡潔でわかりやすい言葉で子どもたちに説明し、モデルを示し、子どもたちにロールプレイをさせます。そして後半の実践では、学んだスキルをグループワークの中で練習します。プログラムの概略は次の通りです。

第1回は自己紹介および友だちのことを知る練習、第2回はどうやって友だちに電話をして相手の子どもたちを家に招待する練習です。第3回～6回は遊び方の練習です。これは、他の子どもたちが遊んでいるところにどうやって仲間に入れてもらうか、入っていった後にどのようにお互いに楽しく遊ぶかがテーマとなります。第7回は友だちを家に招待する練習です。第8回はからかわれたときにどうやって対応するかです。第9回～11回はゲームの勝ち負けにこだわらず、お互いに相手の健闘をたたえるスポーツマンシップについて学んでいきます。前半の講義では子どもたちにスキルを知識としてき

第8章 子どものSST：社会性を育てるために

ちんと伝えます。後半の実践は、全員でゲームをしたりバスケットやサッカーをしたりなど楽しい活動ですが、その最中にスタッフが頻繁にフィードバックすることでスキルが身につくように工夫されています。たとえば、前半に「スポーツマンシップ」を学んだら、後半のバスケットのゲームの中で、仲間へのほめ言葉、思いやりなどの行動に対してプラスチックのコインがあたえられます（このコインを多く集めると最後はピザパーティというごほうびがあるのです）。ゲームの勝ち負けよりもスポーツマンシップでゲームが楽しめたことを子どもたちにフィードバックします。また、このプログラムでは並行して親のセッションが行われており、「今日のスキル」で学んだことは宿題となります。

このように、セッションの中で即座のフィードバックをしてスキルを子どもたちにしっかりと伝えること、親もスキルについて学び子どもを援助できること、宿題を出すことで日常生活のなかで意識して使わせることが行われています。つまり、子どもたちがスキルを日常的に使えるようになるまでには、たくさんの練習とフィードバックが必要なのです。

ADHDをもつ子どもたちがソーシャル・スキルを学び、身につけるためには、親や教師がよいサポーターになることが求められています。

第9章

ADHDをもつ子どものための教育

中田　洋二郎

教育が目指すところはひとりひとりの子どものもてる力をできるだけ伸ばし、社会の中で生活する知識と技能を与えることです。障害があっても、障害がなくても、この理念は変わりません。ただ、それぞれの障害に応じて重点のおかれるところが異なります。例えば、知的障害があれば、各教科の学習とともに社会生活の技能の習得にも力が注がれます。その目標は「自分でできることを増やすこと」です。では知的障害のないADHDという障害の場合はどうでしょうか。

ADHDの教育の目標は「してはいけないことを減らすこと」だといえます。授業中に教室を出ていってしまう。勝手におしゃべりをはじめる。高価な教材をこわしてしまう。順番が待てずに他の子を押し倒してしまう。ADHDをもつ子どもの多くに認められます。彼らは、いけないことだと知っていて、やってしまうのです。そのためADHDという障害を知らない教師は、その生徒を忍耐力のないわがままな子どもとみなします。しかし、故意にやっているのではありません。ほんとうは、彼らの困った行動の多くは、不注意と多動と衝動性というADHDに特有の症状のせいであり、生物学的な原因による発達障害のためなのです。

この困った行動を減らすには、どのような方法があるのでしょうか。いくつかの方

86

学校全体の障害の理解

　ADHDという障害は教育関係者の間で未だに正しく理解されていません。例えば、学校の管理者やADHDの障害のために、教室を出ていってしまう子どもがいるとします。学校の管理者やADHDを知らない教師は、そのことをどのように見るでしょうか。まず考えられるのは担任の指導力です。その教師が若く学級担任の経験が少なければ、すぐにそのことが原因だとみなされます。教育関係者の間でのこのような見方はなかなか根強いものがあります。なぜなら、指導力のあるベテランの教師が担任になると、とたんにADHDの障害をもつ子どもが急におとなしくなることがあるからです。このよ

　法があります。薬物療法は集中力を向上させ、衝動性を抑えることができます。ペアレント・トレーニングは親子関係を修正し、子どもが受け容れられている感覚と自信を与えます。ソーシャル・スキル・トレーニングは自分を見直し適切な行為を減らすために役立ちます。これらはすべてADHDをもつ子どもの困った行為を減らすために役立ちます。それぞれの方法はすでに紹介されました。ここでは学校でできることを中心に述べたいと思います。

うな経験から、ADHDという障害などないと主張する教師もいます。たしかにADHDの症状は周囲の人々や環境の変化にとても影響されます。教師の指導力はADHDの問題に対処する大切な要因です。しかし、ベテラン教師に代わってなくなったようにみえる問題も、また担任が代われば再び起きます。このことからも判るように、問題は基本的にADHDの障害から派生するのです。

担任がどんなにベテランでも、他の子どもが熱心に授業に参加している最中に、突然、席を離れて出ていくのを予測することはできません。ADHDの障害から生じる行動には唐突なものが多いのです。教師は授業を中断してその子どもの起こす問題に急いで対処しなければなりません。その子どもがとなりの教室に行けば、その教室の教師も授業を中断しなければなりません。担任だけでは対処することが難しく、他の教師の助力がどうしても必要です。

授業に飽きると教室を出て保健室や事務室に行くのが習慣になっている子どももいます。そのときには養護教諭や事務職員と協力しなければなりません。問題の原因を追及するよりも、学校の教師や職員が協力して解決の方法を話し合うことが先決です。

その結果によっては、補助教員をつけることや、ティーム・ティーチング方式を採用

するなど、学校経営全体の問題として検討することも必要となります。すなわち何より大切なのは、ADHDという障害を教育関係者が正しく理解し、その障害をもつ子どもの教育のために学校全体で取り組む姿勢を作ることです。

教室での環境調整

この障害をもつ子どもは、集中できる時間が短く、時間の観念がなく、物事を順序立てて考えることが苦手です。この課題が終わったら次に何をするのか、今日どんな授業があるのか、次の時間は何をするのかを忘れてしまいます。こういう欠点を補うために授業の内容や教室の環境にとくに工夫が必要です。

集中を持続させるために、教える内容を小さなステップに分け、ステップごとに子どもの授業への参加の度合いを把握し、よく集中しているときにはそれをほめ、集中がとぎれないうちに参加をはげまします。

じっとしていることや黙っていることが苦手な子どもには、教室の中を移動できる機会や、発言できる機会を授業の中にちりばめます。例えば、実験やグループでの話し合いなどです。班学習のような子ども参加の時間も子どもの集中を促します。

かつてADHDの子どもは気が散りやすいので、教室の掲示物を少なくしたほうがよいと考えられたこともあります。現在は、子どもにとって必要な情報を刺激的に与えるのが有効だと考えられています。例えば一日の流れを覚えられない子どものために、教師は時間割を目立つように掲示します。そして子どもがスケジュールを覚えていられる時間を予め調べておき、適宜次の予定が何かを思い出させるために、掲示物を見るように子どもに告げます。

ADHDをもつ子どもの席を教師の目の届くところにするのも工夫のひとつです。それは、ADHDの問題をもつ子どもが、他の子どもの邪魔をしないように監視するという意味にとられがちです。そうではなく、その子どもが他の子どもと同じようにやれたときに、教師が言葉や視線や態度ですぐにそのことをほめるためです。教師が子どもの行動に気づきやすくするために、またすぐに子どもをほめてやれるように、子どもをできるだけ近い位置に座らせるのです。

どの子どももそうですが、自分の成功に注目されることは、とても気分がよく、やる気を起こさせるものです。教師に注目されるために、子どもは認められた行動をやり続けようとします。そしてその行動が増えれば相対的に困った行動は減ります。

自尊心を育む取り組み

　以上の考えは行動の条件付けや行動変容の理論から導き出されたものです。ADHDをもつ子どもの問題行動を減らし、適応的な行動を増やす最良の方法だと考えられています。しかし、条件付けと聞くとパブロフの犬の実験を思い出し、抵抗を感じる人がいるかもしれません。
　子どもが行動する際に、私たちは子どもの内面から好ましい行動がおきることを求めます。例えば、電車で老人に自発的に席を譲れたほうが、親から立ちなさいと言われてそうするよりも、高く評価されます。あるいは「席を譲ろうと思ったけど、恥ずかしくてできなかった」と子どもが言えば、その気持ちが大切だと言ってなぐさめます。このように私たちは心を大切にします。行動することで内面が育つ面もあるのです。しかし、そのあまりに実際に行動することの重要さを軽視していませんか。行動を変えることは、単に表面上の適応をよくすることだけを目的としてはいません。適応的な行動が増えることで、周囲からほめられ、それまでよりも受容的な態度で接してもらえることで、子どもの自信が回復するのです。自信とは自分の中だけで育つものではないのです。人との関係によって育ち、周囲から承認されることで自分

を認められるようになるのです。ですから、他人に受け容れられる行動が増えれば、子どもは自ずと自信をつけ、失った自尊心を回復していきます。

ADHDをもつ子どもは、小さい頃から、親や他の大人から叱られ、友だちから仲間はずれにされる経験をたくさんしています。そのために自分を否定的にみるようになっています。自信を回復しようとして、何か認められることをしようとして、それが思いがけず周囲の迷惑になり、逆に叱られるということもよくあります。ADHDの学校教育には、叱られ、自信をなくし、注目を集めようとしてまた叱られるという悪循環を断ち切ることが期待されます。

学校と家庭の連携

ADHDの問題の対応には、学校と家庭の連携がとても大切です。しかもとても有効です。例えばADHDをもつ生徒は宿題をやるのが大変です。そのため担任と親の情報交換はとても重要になります。宿題の量はどれくらいか、期限はいつか、教師と親は連絡しあい、宿題を無理なくやれるように計画しなければなりません。時には宿題の量や期限が、集中力に欠陥がある子どもに無理でないか否かを話し合うことも必要です。そうすることで、子どものADHDの問題をお互いに理解しあい、子どもの問題をなくせます。

具体的にはどういう協力の方法があるでしょうか。これはひとつの例ですが、担任と親が「連絡カード」を作って、問題となる行動を減らす方法があります。例えば、ADHDをもつ子どもが連絡帳を持っていくのを忘れるとします。そのことの改善の目標にして、以下のような方法で協力します。

できるようになって欲しいことをひとつの項目としてあげます。この例の場合、「連絡帳を持ってくる」という項目になります。その他に日頃できていることを3つほど項目として選びます。例えば「友だちと朝の挨拶をする」、「給食を残さず食べる」、

「机に必要な物を出す」などです。以上の項目を箇条書きにして、その横にその日にできた程度を○か△で評価する欄を作ります。1週間くらい記入できるように欄を5つほど作っておきます。担任はその日の終わりにその子どもとできたことを一緒に確認して、○か△を記入します。子どもは家に帰って母親に「連絡カード」の○の数を毎日確認してもらいます。

この方法にはいくつかの大切なポイントがあります。項目は決して否定的な表現をしないことです。例えば「連絡帳を持ってくる」は、「連絡帳を忘れない」、あるいは「机に必要な物を出す」は「机に余計な物は出さない」とも表現できます。しかし、否定的な表現では、担任が「連絡カード」をつけ、親がそれを確認するとき

○○くんの連絡カード							
	月	火	水	木	金	土	日
朝、元気にあいさつ	○	○					
連絡帳をもってくる		○					
給食をたくさん食べた	○	△					
教科書を机に出す	○	◎					
お母さんの欄	○						

に、子どもはいつも「できない自分」を確認させられます。たとえその日に連絡帳を忘れなかったとしても、項目が「連絡帳を忘れない」では、子どもには「今日は連絡帳を忘れなかったが、いつもは忘れる」ということを子どもに伝えることになります。

もうひとつのポイントは、教師が○をつける時と、親が「連絡カード」を確認する時の両方で、子どもができたことをほめることです。できないことを意識させ過ぎてはいけません。ポイントはできている行動を子どもに意識させることです。そのために、項目の行動がその日はできなくても×はつけないことです。できないことを意識させ過ぎてはいけません。日頃できている行動の項目を多くしてあるのも、担任や親から認められ、子ども自身がちゃんとできる自分を多く認識できるためです。

あらかじめごほうびを決めておいて、○が目標数に達したらそれを与えてもいいでしょう。しかし、実際にやってみるとよく分かることですが、子どもは教師が○を付け、親がそれを見て自分をほめてくれるだけでも、目標となる行動をできるだけやるようになります。この「連絡カード」も行動変容の理論から生まれた方法です。

終わりに

このほかに教育上配慮しなければならないことはたくさんあります。その中でもっとも大切なことは、この障害をもつ子どもの自己評価がさがるのを防ぐことです。前述のことがらはそれにとても役立つことです。是非、心がけてください。

第10章

地域で支える

藤井　和子

ADHDという障害をもつ子の養育は大変困難です。一時もじっとしておらず、遊びも次々と移り、言われていることは理解できているようなのに何回言われても繰り返す、今言われたこともすぐ忘れる、あるいは指示を最後まで聞かないうちに行動してしまう、といった調子です。それでも3、4歳頃までは、元気のいい、好奇心の強い、屈託のない子どもらしい子どもとも思えます。しかし、幼稚園、保育園など集団生活が始まると問題行動となります。着席していられない、外へ行ってしまう、ルールを守らない、先生の話を聞いていない、人の話が終わらないうちに割って入ってくる。ちょっかいを出す、押す、叩く、友達の持っている物をひったくる、壊す、皆と同じ行動をさせようとすると大騒ぎになり、わめく。これらは集団の場ではとても困る行動です。そして乱暴な子、集団を乱す子、言うことを聞かない子、わがままな子とレッテルが貼られてしまいます。でも彼らはとても人なつこくて、おもしろい遊びを創り出すし、おもしろいことも言ったりするし、優しいところもあるので仲間の子どもたちはそれ程は気にならないようです。むしろ大人の方が反応してしまうのです。いいつけがをさせられるか分からない、悪い子のまねをしたら大変、と他児の親たちは自分の子どもに「あの子とは遊ばないように」と言います。差別と排除を子どもたち

に教育します。

ADHDをもつ子の親への理解

　ADHDをもつ子の親は、迷惑ばかりかけている我が子に肩身の狭い思いをしているところに、しつけのできない親、甘い親、果ては愛情不足と言われ、冷たい視線や態度に幼稚園の送迎の時間や授業参観は針の筵(むしろ)の上状態。そのうえ先生からはあれこれと子どものよくない行状を言われ、連絡帳に書かれ、「何とかして下さい」と突き放されてしまいます。

　A君は小学1年生。毎日のように持っていくもの持ち帰るものを忘れた、なくす、整理整頓が全くできない、言うことを聞かない、友達と喧嘩をした、ひっかいたので相手の親御さんに謝罪の電話をして下さい。と連絡帳や電話が掛かってきます。また近所の親たちからも電話や直接の苦情が絶えません。A君の母親はとうとう電話恐怖症になってしまい、とても家には居られない状態になって働き始めました。学童保育室を利用することにしましたが、苦情の提供者が増えただけでした。母親はうつ状態になってしまったのです。「あんたのために何でこんな思いしなくちゃならないの

よ！」と怒りが子どもに向かい、虐待とも言える関係が発生してしまいました。このままだと自分が子どもに何をしてしまうか怖いと来談されたのです。

幼稚園生のB君の母親の場合も毎日の苦情は同様です。B君と妹を連れて近くの公園に行くと、遊んでいた他の親子がさーっと引いて行ってしまいます。母親は自動車に子どもを乗せて離れた公園に行き、人影のないのを見計らって遊ばせるのです。夏休みや冬休みなどさぞかし家族は大変でしょうと思うのですが、母親達はきょうだい喧嘩は絶えず、うるさいけれど、学校に行っているときよりずっと気分的に楽だと言います。学校からの苦情はないし、登下校の途中にどこかへ行ってしまったり、友達にけがをさせていないか、といった心配から解放されるから・・・と。

地域ってなに？ 親子の孤立をなくす

こうしてADHDをもつ子も親も排斥され、孤立し、周りがそうさせてしまっているとも言えます。誰かしらADHDについての理解をしてくれている人、母親の苦境を分かり合える人がひとりでも近くにいてくれるだけで大きな助けになるのです。地域って一体なんなのでしょうか。地域は行政が用意してくれるものなのでしょう

か。地域社会とは建物やシステムがなくてはならないものでしょうか。私にはそうは思えないのです。子どもが育つ地域社会とは大人同士が信頼し支え合うつながりがある生活の場所だと思うのです。向こう三軒両隣り。あるいは同じクラスの親同士、子ども同士。ここから地域社会が始まっているのではないでしょうか。

保育者や教師はすべての子ども達が暮らしやすい地域社会をつくるキーパーソンになり得るところにいるのだと思うのです。私はこうした働きをされておられる教師を知っています。その教師のクラスにとても落ち着かず、勉強に困難をきたしている子どもがいること。まだ相談歴はなく、医学的あるいは心理学的診断ははっきりしていない。親御さんは他の父兄との距離を縮めようとしないし、子どもには放置と体罰になってしまっている。担任の先生はこのままだと親も子も孤立していってしまうと心配されたのです（協力したいと思っていた3人の親を見つけだしたのですが）。その3人の親がクラスでも子ども会でも積極的にその親子を巻き込み始めたのです。こうした活躍はクラス全体が大きく成長し、町内へと影響を及ぼす結果となったのです。共に育つ地域が一教師、一クラスから少しずつ広がっていったのです。

差別と排除は無知からくることは過去の歴史が教えてくれています。差別と排除は必ずいつかは自らの子どもたちに返って来ます。子どもは親の愛情だけ家族の中だけでは育たないことを肝に銘じるべきでしょう。大人同士の信頼関係が、子どもにとって安全と安心のある暮らしの場になるのです。それはすべての子どもの健やかな成長に必要不可欠な環境なのです。

第11章

これからの課題

上林　靖子

第11章 これからの課題

診断と治療のガイドライン作成

我が国ではこの10年の間にADHDが障害として社会的に認識され、医療や教育においても新たな取り組みが始まりました。これまで10章にわたって臨床的な視点からADHDについて触れてきました。最終章では、これらの現状と残されている課題を整理しておきたいと思います。

ADHDの診断と治療のガイドラインの作成は、診断の方法や基準をめぐる混乱を整理することに寄与しました。『第3版注意欠如・多動性障害―ADHD―の診断治療ガイドライン』は、厚生労働省の研究班の成果をもとに編集され、医療のみでなく教育福祉などの関連機関でも役立っています。

＊齊藤万比古・渡部京太編、第3版注意欠如・多動性障害―ADHD―の診断治療ガイドライン（じほう 2008）

薬物療法をめぐって

我が国の医療保険制度では、ADHDを適応症として認められた薬がないという状況が続いていました。リタリンが、広く使用されてはいましたが、保険の適応外使用でした。この閉塞状況は2008年になって打ち破られました。これは、薬品名はメチルフェニデートで、リタリンと同一ですが、12時間の作用時間を確保できるカプセル剤です。昼間の活動時間を通じて効果が持続することで、子どものQOL（生活の質）の向上をもたらしました。

しかしこれで問題が解決したわけではありません。同一の薬品であるにもかかわらず、リタリンは適用外のままです。子どもの生活実態に沿って利用可能な薬の選択肢があまりにも乏しいというのが実態です。乱用問題から、コンサータも含めて流通管理が徹底され、処方できる医師、取り扱い可能な薬局が限られています。メチルフェニデートが無効な場合もあります。より多くの子どもたちが薬物療法の恩恵を受けられるよう、新たな薬物の開発、ADHDへの有効性の検証が大きな課題です。

早期発見早期対応

　ADHDは振り返ってみると、幼児期早期から何らかの症状がみられていたことにたどりつきます。我が国は1歳半健診、3歳児健診など諸外国には類をみない健診システムを持っています。就学前の健康診断も行われています。このなかでチェックし、適切に対応することで、2次的な問題を防止することができると期待されます。

　今日の診断基準は学齢児を中心に組み立てられており、幼児期早期の診断基準はまだ確立されていません。しかし、その手がかりはいくつか見つかっており、対応の手だても試験的に行われるようになっています。早期診断法と早期対応法の開発が進むことが期待されます。

ADHDの診断治療システムの確立

　ADHDの治療は、薬物療法・ペアレント・トレーニングと教育における介入など、多面的に展開することが求められます。薬物療法についてはすでに触れたとおりです。ペアレント・トレーニング、ソーシャル・スキル・トレーニングのプログラムの開発が今進んでいます。それぞれについては第

7章、第8章で紹介されています。ところが、これを、日常の医療や相談のなかで実践してゆくための条件が十分に整っているとはいえません。

児童精神科は残念ながらまだ数えるほどしかありません。母子保健では先にふれたとおり模索中です。そのほか、精神保健福祉センターや保健所が役立つ領域もあります。

文部科学省は学校でどう支援したらいいかの検討を始めたところです。教育相談はまだ専門的な相談システムとして確立していません。

これら既存の精神保健システムではどう取り組める可能性があるのか、地域でネットワークを作るなど試みを繰り広げることが今求められています。

ペアレント・トレーニングの普及

本書の著者らが、ペアレント・トレーニングに取り組みはじめて10年を経ました。回数を重ねるなかで、ようやく骨子ができあがってきたところです。10〜11回のセッションからなるプログラムで、2人のスタッフ、6〜7人のメンバーで施行するものです。またソーシャル・スキル・トレーニングは、相談機関・医療機関だけでなく、通級指導場面で、教師と臨床教育における少集団での指導場面でも実行可能であり、

第11章 これからの課題

心理士の共同で行うことができるのではないかと考えます。この方式でのペアレント・トレーニングガイドブックが近く刊行される予定です。

教育的介入実践の蓄積と体系化

2007年に施行された新たな特別支援教育では、ADHDをもつ子の教育的ニーズに応じた支援がうたわれています。教育システムとしては、ADHDの特徴をふまえながら、個別のニーズに応じた学習スタイルをとり、学習を補う、あるいは支える教室が整備されています。これには通級指導・通常学級での支援員の導入が盛りこまれています。このほか多くは通常学級での担任による配慮のもとでの支援をうけることになります。

通常の学級の中では、教師が授業をしながら教育・指導を行います。ADHDをもつ子どもが課題に向かい続け、あるいは向け直し、誤った行動には修正を加えるなど行動の管理を教えることに並行して行うことが求められます。そのために必要な条件、あるいはちょっとした工夫を教師ができるよう期待されています。こうした実践がいま各地で生まれており、これらの指導記録が多くの教師によって共有される日が近い

長期経過の研究

我が国ではADHDをもつ子どもへの支援は始まったばかりです。これらの取り組みが、長期的にどんな効果をもたらすのかに関心が向けられています。2次的に生じることがあるさまざまな行動の障害、さらには成人してからの人格の障害などにどのような影響を及ぼすか、積極的介入と予後はこれからの重要な課題ということがいえましょう。5年、10年と彼らを見とどけ、検討することで、これらの目的を達成できると言えます。

ゴールを目指して

ADHDをもつ子どもに対する介入の目的は、ADHDをもつことによる負の影響を最小限にすることです。ADHDは不注意、多動、衝動性という行動特徴をもっていることを意味します。同時に彼らは好奇心が強い、よく気がつく、自己主張ができる、エネルギッシュ、創造的などなど、たくさんの好ましい特徴を併せもっています。

こうした長所を大切にして、自分が人々から受け入れられ、役に立つという感覚を育てることが、重要なのです。そしてこれがADHDをもつ子どもに関わる私たちの共通のゴールです。

著者紹介

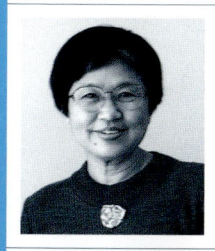

上林 靖子（かんばやし やすこ）

1967年東京医科歯科大学医学部卒業。1973年より、国立国府台病院児童精神科に勤務。1979年から国立精神衛生研究所（現在の国立精神・神経センター精神保健研究所）に。2002年3月退職。現在は中央大学文学部に勤務。
研究所時代児童思春期精神保健部あげてADHDの調査研究・臨床的研究に取り組んできた。児童精神科・小児神経科、ケースワーカー、心理専門家のチームで取り組む臨床、学校や保健医療機関との協力などの経験がこの書を生み出す基盤となった。

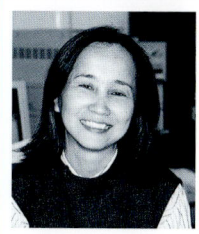

北 道子（きた みちこ）

小児神経学
1978年京都大学大学院教育学研究科修士課程修了。
1984年東京医科歯科大学医学部卒業。
医学部附属病院小児科勤務等を経て、国立精神・神経センター精神保健研究所 児童・思春期精神保健部に勤務。現在、心身障害児総合医療療育センターに勤め、発達障害を持つ児童に関わる臨床活動に携わる。

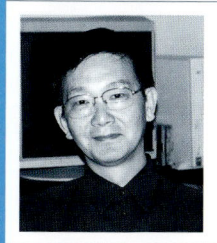

中田 洋二郎（なかた ようじろう）

発達臨床心理学
早稲田大学文学部卒業
早稲田大学大学院文学研究科修士課程修了
国立精神・神経センター精神保健研究所 児童・思春期精神保健部 室長、
福島大学大学院教育学研究科教授を経て、現在、立正大学心理学部教授

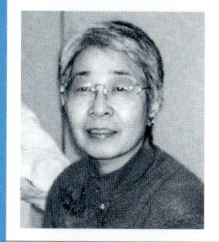

藤井 和子（ふじい かずこ）

ソーシャル・ケースワーク
立教大学社会学部厚生福祉課程卒業後、児童相談所で児童福祉司として勤務の後、国立精神・神経センター精神保健研究所に移る。児童・思春期精神保健部室長を経て、まめの木クリニック・発達臨床研究所にて医師、臨床心理士とのチーム医療に従事している。

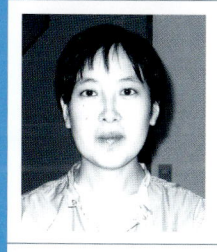

井澗 知美（いたに ともみ）

1993年、早稲田大学大学院人間科学研究科修士課程修了。臨床心理士。1998～2001年、国立精神・神経センター精神保健研究所流動研究員として子どもの情緒や行動の障害に関する臨床および調査研究に携わる。中央大学大学院博士課程に在籍し、中央大学心理相談室でペアレント・トレーニングの臨床研究に取り組んでいる。

| ADHDとはどんな障害か ── 正しい理解から始まる支援 ── 最新改訂版 |

2009年5月1日第4刷発行

発 行 所　株式会社　少年写真新聞社　〒102-8232 東京都千代田区九段北1-9-12
　　　　　　　　　　　　　　　　　　　TEL 03-3264-2624　FAX 03-5276-7785
　　　　　　　　　　　　　　　　　　　URL　http://www.schoolpress.co.jp/

発 行 人　松本 恒
印　　刷　株式会社 豊島

© Shonen Shashin Shimbunsha 2002, 2009 Printed in Japan
ISBN978-4-87981-317-6　C0037